Dieta Paleo

Descubre cómo bajar de peso,
alcanzar salud y bienestar óptimo
para siempre

Dr. Jacob T. Morgan

Copyright © 2013-2015 Dr. Jacob T. Morgan

Copyright © 2013-2015 Editorial Imagen

Córdoba, Argentina

All rights reserved.

Todos los derechos reservados. Ninguna parte de este libro puede ser reproducida, almacenada en un sistema de recuperación, o transmitida en cualquier forma o por cualquier medio, ya sea electrónico, mecánico, fotocopia, grabación, escaneo, o de otra manera, sin el permiso previo y por escrito del editor.

Todo el material contenido en este libro se proporciona solamente para los propósitos educativos e informativos. No se asume responsabilidad alguna por cualquier resultado o resultados derivados del uso de este material. Aunque cada intento se ha hecho para proporcionar información que sea precisa y eficaz, el autor no asume ninguna responsabilidad por la exactitud o uso / mal uso de esta información.

ISBN:

EISBN:

CONTENIDO

Prefacio 1
Introducción 3
CAPÍTULO 1 ¿A qué llamamos Dieta Paleo? 7
CAPÍTULO 2 La revitalización de la dieta Paleo ... 15
CAPÍTULO 3 ¿Es tan bueno como parece? 19
CAPÍTULO 4 Preparación para su dieta paleo 23
    Cómo manejar los antojos y los síntomas 24
    La planificación de su dieta paleo 25
    Cuidar de sí mismo 27
CAPÍTULO 5 ¿Qué comer y qué evitar comer? 29
    Qué comer 29
    Los alimentos que se deben evitar 32
CAPÍTULO 6 Un día conviviendo con la Dieta Paleo
.... 37
    Desayuno Paleo 39
    Almuerzo Paleo 39
    Cena Paleo 40
    Snacks 40
CAPÍTULO 7 Errores comunes que deben evitarse 43
CAPÍTULO 8 Consejos para ir de compras 47

CONCLUSIÓN: Empiece hoy a cambiar su forma de alimentarse 53

APÉNDICE Dieta Paleo: Tu Plan de Acción Personalizado 59

    Beneficios de la Dieta Paleo 61

    Fundamentos de la dieta 63

    Qué comer 64

    Proteínas 65

    Vegetales 66

    Otros 68

    Alimentos para eliminar de la dieta 71

    Consejos para el estilo de vida Paleo 71

    Postres Paleo 75

    CONCLUSIÓN 79

APÉNDICE 2 Ejemplos de Dietas Paleo 81

APÉNDICE 3 Recetas Paleo 85

    Desayuno 85

    Sopas Paleo 91

    Ensaladas Paleo 93

    Cenas y almuerzos 96

Libro de Regalo 101

A todos mis pacientes alrededor del mundo que han experimentado el cambio en sus vidas.

Prefacio

Editorial Imagen se complace en presentar este libro sobre la tan famosa y renombrada Dieta Paleolítica. El mismo no pretende ser otro libro más que presente la teoría de la dieta, sino al contrario, pretende ayudar al lector a experimentar por sí mismo los grandes beneficios de la misma.

Para esto hemos diseñado el libro de tal forma que pueda ayudarle no sólo a bajar de peso, sino a disfrutar de una salud y vitalidad plena.

Luego de ver brevemente a qué se le llama dieta paleolítica, sus virtudes y beneficios, veremos temas de importancia, tales como la preparación para su dieta Paleo, cómo manejar los antojos y los síntomas y le ayudaremos en la planificación de su dieta, como así también a cuidar de sí mismo.

Analizaremos los alimentos permitidos y aquellos que hay que evitar, le brindaremos consejos para cuando vaya de compras y le advertiremos sobre los errores más comunes que debe evitar.

Las secciones más importantes están al final y son los apéndices. En el primero le brindamos un plan de acción personalizado para que disfrute y aproveche al máximo la dieta.

En el apéndice 2 veremos ejemplos de dietas Paleo proporcionadas por profesionales en la materia y el apéndice 3 ofrece varias recetas fáciles y sabrosas para que ponga en práctica este saludable modo de vida. Contiene varias secciones tales como desayuno, sopas, ensaladas cenas y almuerzos.

Al finalizar también incluimos un libro que puede descargar directamente a su quipo, el cual contiene más de 50 recetas caseras que se adaptan a esta dieta.

Esperamos que este libro no sea tan sólo información, sino que pueda cambiar su vida, mejorar su nutrición diaria y optimizar todo su sistema de salud.

Introducción

Cualquiera que mantenga una mirada sostenida en los números de la obesidad en relación a la población mundial actual se dará cuenta de que están aumentando rápidamente. A pesar del avance de la tecnología, la salud y la educación, la gente sigue cometiendo errores en la forma en que se alimentan.

El estado actual de la obesidad mundial en el año 2013 es la que advierte de la necesidad de regresar a la dieta paleolítica, o más conocida como dieta paleo, la cual es reconocida como la manera correcta de hacer frente a su evolución. La obesidad presente surge del hecho de que las personas han asumido un estilo de vida que no es el óptimo para su existencia en la tierra y estos comportamientos hacen que el cuerpo consuma más calorías adicionales de las que necesita.

La dieta paleo deriva su filosofía del hecho de que las personas que habitaron la Tierra hace más de 10.000 años no comían ningún alimento procesado y sin embargo disfrutaban de plena salud y la tasa de obesidad era del cero por ciento. No tuvieron la experiencia de hoy en día con enfermedades como la artritis, complicaciones cardiovasculares y el cáncer.

Así que basado en este hecho, todo aquel que quiera disfrutar de una saludable dieta paleo y recuperar su salud simplemente debería preguntarse si un cavernícola comería lo que la persona está a punto de comer. Si la respuesta es sí, entonces implica luz verde para comer ese alimento en particular; pero si es no, entonces sería un indicio de que debería dejar de consumir ese tipo de comida.

En 2005 la dieta paleo fue la corriente principal después de que algunos famosos empezaran a pedir a sus seguidores que la aceptaran. Desde entonces varios materiales autorizados, tales como libros, videos, cursos y artículos, se han publicado para explicar sus beneficios para la salud y el estado físico.

En el pasado, las personas ataban con alambre sus cuerpos para protegerse contra cualquier forma de escasez de alimentos. Ese fue el principio de la atracción a los alimentos grasos y otros alimentos ricos en calorías de alto rendimiento. El problema actual es que la agricultura y la tecnología a gran escala provocada por la revolución agraria han hecho posible la creación de exceso de comida. La gente hoy en día come porque se siente cómoda para comer y no porque necesitan las calorías adicionales de los alimentos que consumen.

El problema con la mayoría de las dietas modernas es que carecen de un suministro equilibrado de macro y micronutrientes.

Cuando su cuerpo está experimentando la deficiencia de un nutriente en particular, iniciará un estímulo de hambre en su cerebro que le hará comer más. Desafortunadamente, si usted no consume el tipo de alimento correcto que asegure el nutriente deseado, podría acabar comiendo en exceso y aun así le faltaría ese nutriente que su cuerpo le pide y que usted necesita. Comer no es lo mismo que alimentarse, por lo tanto, esta una de las principales causas de la obesidad.

Ahora muchos defensores modernos de la dieta de fitness exigen una limitación de calorías como una medida de la pérdida de peso. Esto es beneficioso sólo hasta cierto punto. Recuerde que sin el suministro adecuado de todos los micronutrientes su cuerpo seguirá causando estímulos de hambre que harán que rompa con su dieta y coma en exceso.

Usted puede tener éxito en una dieta saludable sin las ganas de comer en exceso mediante la adopción de la dieta paleo. La misma incluye carnes no procesadas, frutas frescas y verduras, así como frutos secos. Esta combinación tiene una gran cantidad de fibra que le deja lleno sin darle el exceso de calorías.

La dieta paleo es baja en azúcares refinados y aceites. La eliminación de estos dos ingredientes principales que conducen a la obesidad crea un déficit de calorías y un exceso de nutrientes que conduce a una exitosa pérdida de peso. De hecho, el mejor momento para adoptar la dieta paleo es ahora. En este libro verá la mejor manera de vivir la vida paleo.

CAPÍTULO 1
¿A qué llamamos Dieta Paleo?

En la actualidad muchas personas están hablando de la dieta paleo, algunas personas también se refieren a ella como la dieta cavernícola. Bueno, esto puede ser cierto debido a que se originó a partir de nuestros antepasados.

Los seres humanos han cambiado drásticamente en los tiempos de la tecnología, la cultura y la dieta. En esta discusión en particular, nuestro interés está en la dieta. Después del período Neolítico, los seres humanos comenzaron a practicar la agricultura, por lo tanto, una variedad de ingredientes están disponibles para el consumo cambiando nuestra dieta inmensamente.

Aquellos que siguen la Dieta Paleo argumentan que así como nuestro entorno ha cambiado, nuestros cuerpos no han tenido ningún cambio con respecto a nuestros antepasados en cuanto a los genes que pueden haber cambiado por un mero 0,001%, por lo tanto, nuestra dieta no debe cambiar tampoco. Los alimentos modernos se han asociado con una gran cantidad de condiciones médicas como el cáncer debido a los ingredientes que contienen, que si bien pueden ser sabrosos y atractivos, en los alimentos naturales son mucho más saludables.

Esto nos lleva a la pregunta que hacen la mayoría de las personas el día de hoy: ¿qué es exactamente la dieta paleo?

Se trata de una Dieta baja en azúcar, alta en proteínas y baja en sodio que tiene por objeto proporcionar una salud óptima, siguiendo los pasos de nuestros antepasados que vivieron en la era paleolítica. El principio básico de esta dieta es la salud óptima, pero también es una buena alternativa si su objetivo es perder peso.

Una gran cantidad de evidencia se ha encontrado para demostrar que nuestros antepasados tenían la mejor salud posible y esto se atribuye en gran medida a su dieta diaria. Diferentes personas pueden tener diferentes definiciones para responder a la pregunta, pero hay similitudes en todas estas definiciones: La dieta Paleo se trata de alimentos que contienen un mínimo de procesamiento, alimentos de temporada y disponibles a nivel local. Otra buena manera de definir esta dieta es diciendo lo que no es: la dieta paleo no se trata de aceites industriales refinados, azúcares, productos lácteos, alcohol, etc.

A continuación veremos siete características de esta dieta, mencionados por el doctor Loren Cordain, quien promueve la dieta paleolítica a muchos de sus pacientes en el mundo entero:

Mayor consumo de proteína

La proteína comprende 15% de las calorías en la dieta occidental promedio, lo que es considerablemente más bajo que los valores medios de 19 a 35% que se encuentran en las dietas de los cazadores-recolectores de la era paleolítica. Carne, pescado y otros productos de origen animal constituyen los alimentos básicos de la dieta paleo de hoy en día.

Baja ingesta de hidratos de carbono y menor índice glucémico

Frutas frescas sin almidón y vegetales representan la fuente principal de hidratos de carbono y proporcionarán a 35-45% de las calorías diarias. Casi todos estos alimentos tienen bajos índices glucémicos que se digieren y se absorben lentamente.

Mayor consumo de fibra

La fibra dietética es esencial para la buena salud, y a pesar de lo que nos dicen, los granos enteros no son el lugar para encontrarlo. Los vegetales sin almidón contienen ocho veces más fibra que los cereales integrales y 31 veces más que los granos refinados. Incluso las frutas contienen el doble de fibra que los granos enteros y siete veces más que los granos refinados.

Consumo moderado a alto de grasas monoinsaturadas y poliinsaturadas con omega-3 y omega-6

No es la cantidad total de grasa en su dieta que eleva los niveles de colesterol en la sangre y aumenta el riesgo de enfermedades del corazón, cáncer y la diabetes tipo 2, sino más bien el tipo de grasa. Corte con las grasas trans y las grasas Omega-6 poliinsaturadas de su dieta y aumente las grasas monoinsaturadas y el omega-3, los cuales son más saludables y fueron pilares de la dieta en la edad de piedra.

Potasio alto y bajo consumo de sodio

Los alimentos frescos no procesados contienen de forma natural entre 5 y 10 veces más potasio que sodio. El potasio es necesario para el corazón, los riñones y otros órganos para que funcionen correctamente. Niveles bajos de potasio están asociados con la presión arterial alta, enfermedades del corazón y accidentes cerebrovasculares: los mismos problemas vinculados al exceso de sodio dietético. Hoy en día, el estadounidense promedio consume alrededor de dos veces tanto sodio como potasio.

Carga alcalina dietética que equilibra el ácido dietético

Después de la digestión, todos los alimentos presentan ya sea un ácido neto o una carga alcalina para los riñones. Productores de ácido son las carnes, pescados, granos, legumbres, queso y sal. Los alimentos alcalinos son las frutas y las verduras. Comer alimentos que son ácidos netos de manera excesiva puede promover la pérdida de hueso y músculo, tensión arterial alta, y el aumento de riesgo de cálculos renales, y puede agravar el asma como así también el asma inducida por el ejercicio.

Un mayor consumo de vitaminas, minerales, antioxidantes y fitoquímicos de plantas

Los granos enteros no son un buen sustituto de las carnes magras, frutas y verduras, ya que no contienen vitamina C, vitamina A, o vitamina B12. Muchos de los minerales y algunas de las vitaminas del complejo B no contienen los cereales integrales no son bien absorbidos por el cuerpo.

El pollo de corral, el ganado alimentado con pastos naturales y todo lo orgánico son los alimentos más preferidos para una persona en una dieta paleo. En cuanto a las proteínas, marisco / pescado, aves de corral, carnes magras, caza silvestre se ven favorecidas debido a que contienen menos grasas saturadas a diferencia de las carnes procesadas.

Cuando se trata de frutos secos o semillas, los que tienen la mayor concentración de omega-3, es decir, nueces, almendras y anacardos son los mejores. Los frutos con bajo índice glucémico, por ejemplo, tomates, melones, cebollas y brócoli son favorecidos a diferencia de aquellos modernos más grandes y que se ven bien. Las hierbas y especias se recomiendan independientemente de si han sido procesadas ya que son de todos modos orgánicas, como ser el vinagre.

Las comidas rápidas o alimentos en envoltorios muy llamativos son atractivos, dulces y tentadores, y apuesto a que siempre la boca se le hace agua cuando pasa junto a un negocio de comida rápida. El olor a papas fritas, hamburguesas y el refresco con gas pueden parecerle exquisitos, así que es completamente normal que se sienta de esa manera (casi todo el mundo se siente así), pero después de probar la dieta paleo durante unos 6 meses, usted se sorprenderá de que un refresco de dieta tiene un sabor muy diferente a lo que solía conocer, literalmente pueden degustar todos los productos químicos que contiene.

La dieta paleo crece día a día a medida que más gente se está preocupando por lo que come, porque estamos buscando formas de prevenir o bajar de peso. Al recrear nuestra dieta humana temprana, estamos entrando en contacto con el sabor antiguo, mientras que cosechamos todos los beneficios que vienen con él. Me doy por satisfecho si esto ha respondido a la pregunta, ¿qué es exactamente la dieta paleo?

CAPÍTULO 2
La revitalización de la dieta Paleo

Como ya hemos comentado, esta dieta se basa en una alimentación antigua del hombre, que incluía animales y plantas silvestres que se consumían hace 2. 5 millones de años, durante la era paleolítica.

Se trata de una dieta conservadora y sin gluten. Está comúnmente centrada en alimentos como los huevos, el pescado, las carnes de animales alimentados con pasto, verduras, patatas, raíces, hongos, frutas, granos, frutos secos, productos lácteos, sal refinada, azúcar refinada, legumbres y aceites procesados. Pero ahora vamos a volver sobre los pasos y descubrir cómo esta dieta ha regresado de la extinción y aprender la historia de la misma.

La historia de la dieta paleo se remonta al año 1975 con Walter L. Voegtlin, un gastroenterólogo quien publicó un libro que destacaba la versión moderna de la dieta. Él llegó a sus revelaciones después de estudiar los hábitos alimenticios de la época paleolítica en la búsqueda de una cura para la enfermedad conocida como enfermedad del gluten, colitis y el síndrome del intestino irritable. La dieta de los primeros hombres parecía tener efectos adversos sobre las condiciones en las que los pacientes mejoraban rápidamente sin ningún efecto secundario.

Su versión de la dieta se basó en el hecho de que no ha habido mucho cambio genético humano desde el Paleolítico. Él estaba más interesado en la historia del hombre carnívoro. Confirmó la suposición de que los seres humanos se alimentan principalmente de las grasas, es decir, de las proteínas con pocos carbohidratos.

Una década más tarde el profesor Melvin Konner, quien era antropólogo, tomó los conceptos de la comunidad científica con la ayuda de un socio llamado Boyd Eaton. Lo hicieron mediante la publicación de un documento sobre dichos conceptos en el New England Journal of Medicine. Los profesionales en el campo de la medicina empezaron a discutir acerca de esta dieta, lo cual fue una etapa muy importante de la historia de la dieta paleo. Un alto porcentaje de ellos estaba convencido de las ventajas de este tipo de alimentación.

Tres años más tarde y continuando en esta misma línea, Eaton, Konner y Marjorie Shostak publicaron un libro sobre la dieta. El libro fue escrito sin embargo con un toque diferente. En lugar de centrarse en los alimentos que no se deben incluir en la dieta, se habló sobre la importancia de comer la misma porción de hidratos de carbono, grasas y proteínas similares a la dieta de la era paleolítica.

Su versión tenía algunos alimentos que no estaban permitidos por Voegtlin. Su dieta permitió alimentos agrícolas como el pan integral, arroz integral, las patatas y los productos lácteos como la leche desnatada que no se habían presentado en la dieta original. Ellos trabajaron en el argumento de que la proporción de nutrientes era lo que hacía la dieta del Paleolítico saludable, no tanto la elección de la comida en sí misma.

El impulso en la dieta continuó creciendo incluso en la década de 1990 en cuanto más nutricionistas y profesionales de la medicina comenzaron a apoyar la teoría. Más médicos comenzaron a recomendarla a sus pacientes como parte de un plan de alimentación saludable tanto para pacientes enfermos como para aquellos que se encontraban bien de salud. La mayoría de ellos descansaron en el concepto original, en el cual la dieta consistía en los alimentos presentes antes de la introducción de la agricultura.

A medida que pasaron los años más personas se sintieron atraídas por la dieta. A pesar de que ha sido objeto de acalorados debates, se la ha aceptado en diversos círculos. Hoy en día existen muchos libros y sitios web escritos acerca de la misma a medida que más cantidad de personas la adoptan y aprovechan sus beneficios. En este momento, no muestra ningún riesgo para la salud ni evidencia de una muerte repentina.

CAPÍTULO 3
¿Es tan bueno como parece?

La dieta Paleo se ha vuelto muy popular debido a todos los beneficios que presenta para la salud de quienes la adoptan. Si usted está pensando en ir por este camino para seguir este tipo de alimentación, existen una pila de razones para considerarla seriamente. Esto puede convertirse en una forma de vida que puede hacerle saludable y realmente cambiar su visión de la comida.

Beneficios de la Dieta:

Pérdida de Peso

Perder peso es muy difícil para la mayoría de la gente ya sea porque están probando casi diariamente distintas dietas desequilibradas o simplemente están comiendo alimentos que no son buenos para ellos. La dieta paleo puede ayudar a perder peso debido a que los alimentos que se comen son sanos y buenos para su salud. Estos pueden ayudarle a reducir las grasas y las calorías que usted no necesita. Esto dará lugar a una pérdida de peso que no se generará como consecuencia de morir de hambre o tener que renunciar a comer los alimentos que le gustan. La mayoría de las personas bajan de peso en forma sostenida mientras siguen esta dieta porque es muy saludable y fácil de continuar.

Energía

¿Se ha sentido muy cansado y letárgico después de comer una gran comida llena de hidratos de carbono y grasas? Las comidas rápidas y comidas no saludables pueden hacerle sentir muy mal porque no tienen nada bueno para usted dentro de su composición. Al cambiar los alimentos que consume por aquellos que son más sanos, usted tendrá más energía en general y podrá sentirse bien todos los días. El conseguir las vitaminas y los nutrientes adecuados a través de su dieta puede hacer una gran diferencia en la forma de sentirse y realmente le ayudará a obtener la energía extra que le ha faltado.

Nutrición

Al comer una dieta de comida chatarra, dulces, azúcares, carbohidratos y otros alimentos malos, es difícil obtener las vitaminas y nutrientes que son esenciales para un cuerpo sano. Cuando se cambia a la forma de vida Paleo usted será capaz de obtener los nutrientes que necesita. Todos los alimentos que usted come están llenos de componentes como fibra, vitamina A, vitamina C y otros nutrientes que son estupendos para su cuerpo. Cuando usted tiene una mejor nutrición en su vida se sentirá mejor y se verá mejor.

Alergias

Los alimentos chatarra que la gente come hoy en día están llenos de ingredientes tóxicos que pueden dañar el cuerpo. Por ejemplo, la intolerancia al gluten es uno de los problemas más grandes que la mayoría de la gente tiene hoy en día. La dieta paleo hará posible comer bien sin tener que preocuparse por los alérgenos alimentarios. Por supuesto, usted debe prestar atención a lo que come si es sensible a ciertas cosas, pero no tendrá que lidiar con productos químicos o toxinas ocultas.

Recetas

Hay un montón de recetas diferentes que usted puede hacer en la dieta paleo. Estas son fáciles de encontrar y su sabor es muy bueno también. Estas pueden ayudarle a encontrar nuevos alimentos que disfrutará comer y que son muy buenos para su salud. Cuando sienta que ya no se está muriendo de hambre será mucho más fácil comer sano y cambiar la forma de comer todos los días.

Vale la pena ser considerar todos estos beneficios si usted desea cambiar sus hábitos alimenticios y su salud. El estilo de vida Paleo es fácil de adoptar y le puede hacer sentir muy bien desde el primer día.

- Beba mucha agua
- Incluya ajo y cebolla en la comida. Son ricos en ácidos de azufre y amino. El azufre es un componente importante del sistema de desintoxicación.
- Añada un montón de cúrcuma en los alimentos. La cúrcuma es un fuerte agente anti-inflamatorio y antioxidante.
- Cocine sus comidas con aceite de coco o aceite de oliva.
- El pescado azul es también muy bueno y recomendable para comenzar a incluirlo.

La planificación de su dieta paleo

Usted no debe embarcarse en la dieta antes de planear los alimentos que va a consumir durante la primera semana. Es necesario comprar las cosas que se necesitan con antelación para evitar recurrir a algunos bocadillos azucarados inmediatamente cuando comienzan las ansias. Es sabio tener un suministro adecuado de bocadillos como nueces, almendras, cacahuetes y otros frutos secos. Al planificar su dieta Paleo tiene que centrarse en las comidas. Aquí hay un plan de comidas a modo de muestra, luego veremos más ejemplos y recetas llegando al final del libro.

Desayuno

-Huevos, champiñones, ajo, cebolla y espinacas al vapor

-Utilice el aceite de coco

-Aguacate

Almuerzo

-Ensalada de pollo con cebollas rojas

-Hierbas, aceite de oliva y aderezo de jugo de limón como condimentos

 -Las pacanas, melón y moras

Bocadillo

- ¼ taza de frutas secas

Cena

-La carne de venado bistec

- brócoli o col y aceite de oliva

-Calabaza al vapor con jugo de limón, la canela y la leche de coco

Postre

- Almendras

Su primera salida con la lista de compras debe incluir verduras frescas, carnes magras, pollo, pescado y algunos aperitivos permitidos. No olvidar comprar hierbas, aceite de coco, aceite de oliva y todo lo que le ayudará a sobrevivir a la fase de ajuste.

Cuidar de sí mismo

Es una gran idea el observar la reacción de su cuerpo a la nueva dieta. Hay un montón de nutrientes y no declarantes en la dieta Paleo. Muchas personas experimentan un período de desintoxicación donde sus cuerpos aprenden a utilizar las grasas como fuente principal de energía en lugar de carbohidratos.

CAPÍTULO 5
¿Qué comer y qué evitar comer?

Si está considerando adoptar la dieta Paleo, aquí está el capítulo que estaba esperando, ya que le enumera qué comer y qué evitar en el plan de dieta. Siga leyendo.

Qué comer

Verduras

Las verduras se recomiendan encarecidamente. Sin embargo, el consumo de verduras con almidón como el ñame, la batata, la papa y la yuca se deben limitar o mejor evitar. Los propagadores de la dieta Paleo son los de la opinión de que cualquier vegetal que no se puede consumir crudo se debe eliminar de la dieta.

Frutas

Frutas como bayas, manzanas y naranjas son perfectamente buenas según la dieta, pero siempre que sean consumidas con moderación. Igualmente importante es que no consuma frutas en su versión seca, por ejemplo, damascos secos u otras frutas disecadas. Una vez más, las frutas como las uvas y los plátanos se deben evitar, ya que contienen mucha azúcar.

Huevos y Carne

La dieta Paleo aboga por el consumo de carne y huevos. Sin embargo, usted debe apegarse a los productos provenientes de animales alimentados con pasto y evitar las carnes que contengan aditivos y conservantes para su consumo. La carne de cerdo, carne de res, pollo, pavo y pescado son los mejores para esta dieta. Los huevos de gallina, huevos de codorniz y cualquier otro tipo de huevos se incluyen también en la dieta.

Semillas y frutos secos

Todas las nueces y semillas, con excepción de los cacahuetes, son permitidos. Los cacahuates están exentos debido a que son legumbres. Sin embargo, si usted desea perder peso, debe moderar su consumo a unas cuatro onzas cada día solamente. El coco y la harina de almendra también se incluyen en esta lista.

Aceites

Aceites sin procesar tales como aceite de coco, aceite de nuez, sebo, manteca de cerdo, aceite de oliva y aceite de canola son altamente recomendados. Los suplementos de aceite de pescado también son alentados. Sin embargo, vegetales procesados y aceites hidrogenados no son recomendables. Además, la existencia de aceites procesados llegó con la agricultura y la industrialización.

Bebidas

Beber mucha agua es una actividad muy destacada en la dieta. El té normal "sin leche", así como los zumos de frutas y verduras también son permitidos. Muchos aconsejan no tomar jugos de frutas dulces, como lo veremos en el gráfico siguiente, pero en mi caso prefiero incluírlas pues aportan vitaminas esenciales para el cuerpo.

Los alimentos que se deben evitar

Cereales

Toda la familia de los granos de cereales debe ser evitado. Esto incluye el trigo, arroz, maíz, avena y cebada. Los defensores de la dieta han puesto mucho énfasis en evitar la harina blanca y el arroz, ya que contienen hidratos de carbono refinados.

Legumbres

Como se ha mencionado, las legumbres no están incluidas en el plan de la dieta Paleo. Esto incluye todo tipo de frijoles, alubias, frijol negro, frijol de soya, habas y porotos. De nuevo, guisantes, lentejas, arvejas y maní deben ser evitados.

Productos lácteos

Los productos lácteos como la mantequilla, yogur, leche descremada, leche entera, crema, queso, helado y crema láctea están prohibidos.

También debe mantenerse alejado del alcohol, refrescos, edulcorantes refinados y sal yodada. Los alimentos procesados también se deben eliminar de la dieta.

En el siguiente gráfico podemos ver algunos de los

alimentos permitidos para esta dieta:

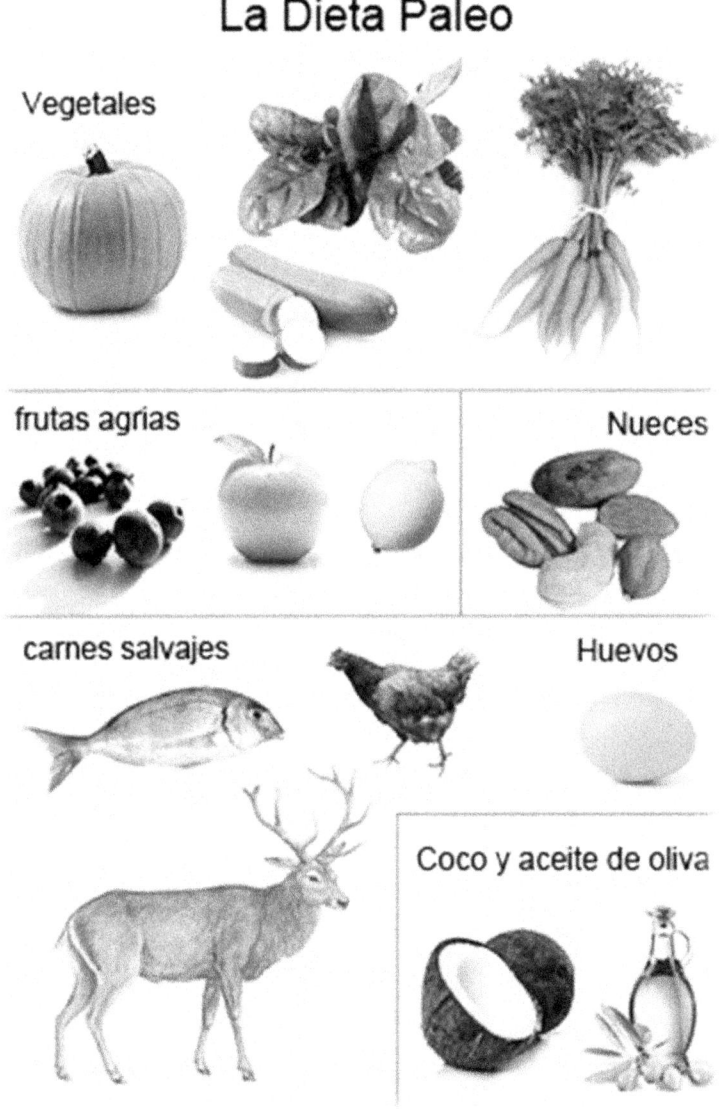

Y aquí vemos aquellos que están prohibidos y que no se aconsejan:

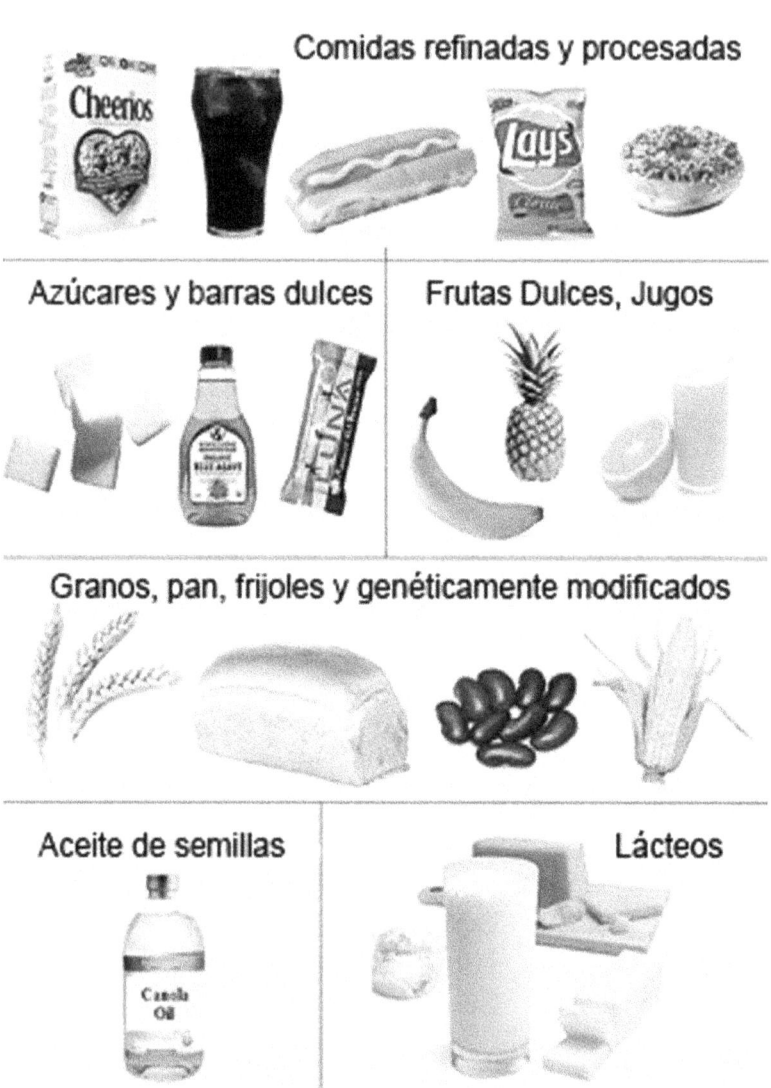

Es importante recordar que la dieta del Paleolítico ofrece una serie de beneficios que incluyen pérdida de peso, aumento de la actividad y la salud general del cuerpo. Adóptela, adhiérase a ella y poco a poco comenzará a disfrutar de sus beneficios.

CAPÍTULO 6
Un día conviviendo con la Dieta Paleo

En un día cualquiera un plan de comidas Paleo puede incluir alimentos como verduras, huevos, frutas frescas, frutos secos, carnes magras, pescados y mariscos. Estas comidas le proporcionan nutrientes como fitonutrientes, fibra soluble, antioxidantes, hidratos de carbono y grasas monoinsaturadas.

Cuando se prepara una comida Paleo, es necesario centrarse en las aves de corral, carne roja, pescado, huevos, nueces y semillas, verduras y frutas. Una pequeña cantidad de aceites vegetales y miel también se pueden incluir en sus comidas. Evite los alimentos procesados con ingredientes artificiales, azúcares refinados, cereales, sal y grasas saturadas.

Para ilustrarlo mejor he incluido el siguiente gráfico que muestra la pirámide alimentaria de una persona que sigue la dieta Paleolítica:

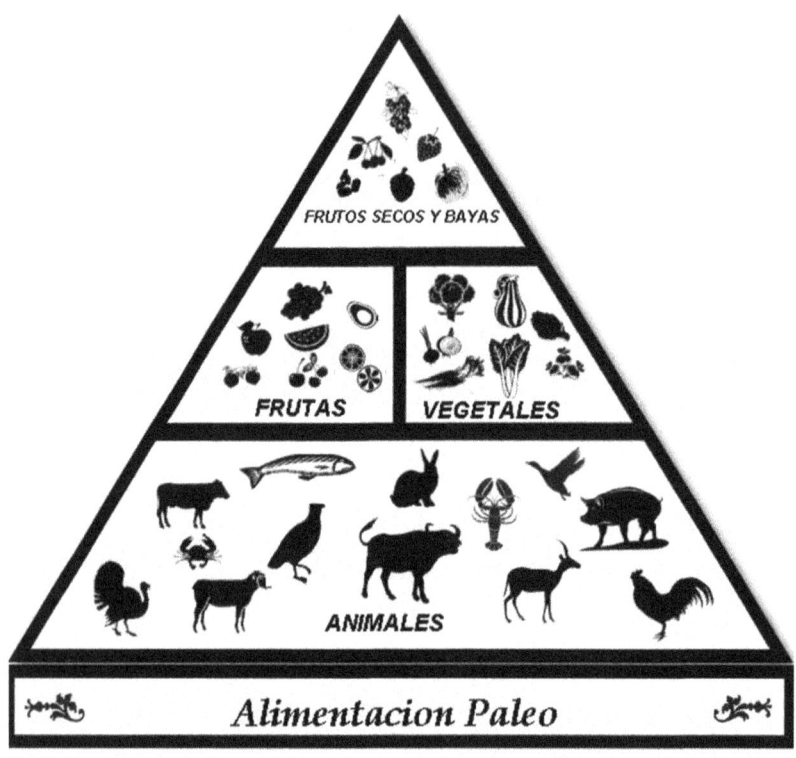

Una vez que haya hecho un esfuerzo por reducir el consumo de alimentos envasados y cereales, entonces usted estará listo para comenzar a seguir una dieta Paleo diaria. Siga leyendo para ver un ejemplo de plan de comida diario en la dieta Paleo.

Desayuno Paleo

Comer simplemente es uno de los fundamentos de la dieta Paleo, y significa generalmente que usted come menos comida. Para el desayuno se pueden preparar dos huevos revueltos y tocino de pavo. Esta es una buena comida y también abundante que se puede combinar con crepes paleo o panqueques paleo. Usted puede preparar un panqueque Paleo mediante la combinación de una taza de harina de almendra, tres huevos, ¼ de cucharadita de extracto de vainilla y ¼ de cucharadita de canela. Esto le dará alrededor de 4 a 5 panqueques.

También puede tratar con una tortilla u omelete de espinacas y tomate y luego unas fresas.

Almuerzo Paleo

Usted puede probar con una hamburguesa cargada de proteína o una ensalada grande. Comience con una combinación de verdes, zanahorias en rodajas, rodajas de aguacate, pimiento rojo en dados, champiñones crudos en rodajas, nueces picadas, cebollas de primavera en cubitos, jugo de limón y cantidades iguales de aceite de oliva.

Cena Paleo

Prepare cualquier combinación de huevos, verduras y carne. Un sofrito de aceite de oliva, cebolla, ajo y pimiento, aquellos que son rojo, naranja y verde, todo simplemente salteado está permitido en la dieta Paleo. También puede probar la carne picada, los tomates, las patatas en rodajas y especias para dar una sensación de sabor diferente y a la vez son buena combinación.

Para el postre, se pueden hornear unas rebanadas de manzana con canela y añadir nueces.

Snacks

Los mejores bocadillos para comer temprano en la tarde son las frutas frescas como manzanas, fresas y arándanos. También puede probar guacamole junto con brócoli crudo y agregarle zanahorias, maní, almendras, anacardos, o incluso una cecina casera.

Todos los productos lácteos como el yogur, la leche y el queso se excluyen en esta dieta. El café, las legumbres y el alcohol tampoco se permiten en su ingesta diaria.

La dieta Paleo es simple y sólo requiere que usted coma alimentos sanos y naturales. Esta dieta no tiene en cuenta las calorías, por lo tanto es ideal para aquellos que quieren perder peso. No requiere que usted compre cualquier alimento caro y envasado, todo lo que necesita es planear sus comidas con cuidado y luego prepararlas. Otros beneficios de la dieta Paleo incluyen una piel más suave y más saludable, aumento de la energía y un descanso más profundo y reparador. Recuerde consultar con su médico para obtener más consejos.

CAPÍTULO 7
Errores comunes que deben evitarse

A continuación veremos algunos de los errores más comunes que las personas cometen todos los días mientras siguen la dieta Paleo, por eso el propósito de brindarle información acerca de estos errores es ayudarle a que no realice los mismos, de esta manera no arruinará todo el buen trabajo que ya ha puesto en su dieta. No hay duda de que esta dieta en particular puede tener algunos resultados sorprendentes cuando se hace correctamente, así que siga leyendo para averiguar más sobre lo que no debe hacer.

Primero, las personas a menudo tratan de eliminar por completo la grasa de su dieta, ya que creen que es malo y que dará lugar a una subida en el peso en vez de perderlo. La verdad del asunto es que se necesita algo de ella en su dieta, ya que le hará sentir más pleno y ayudará a absorber los nutrientes y minerales diversos en los alimentos, por lo que no está mal que incluya algunas grasas, de esta manera podrá comer tranquilamente sin volverse loco y usted se beneficiará de ello.

Otro error es que las personas tratan de hacer todo o cumplir con todo lo referido a la dieta Paleo y entonces tienen una presión indebida sobre su cuerpo. Tal como le pasa a todo el mundo es natural que ansiemos cosas diferentes al tratar algo nuevo, pero no nos vayamos al extremo.

El problema es que muchas personas van de un extremo al otro, cuando en realidad usted puede darse ese pequeño capricho o gusto en diferentes momentos, siempre y cuando no se convierta en un elemento fundamental en su dieta porque el foco principal de este tipo de dieta tiene que estar en comer carne de forma más natural como así también verduras para la mayoría de las comidas, con la introducción de pequeñas cantidades de "alimentos con sabor" para mantener vivo su interés.

Las personas también son culpables de pensar que pueden comer tantas nueces como les apetezca porque piensan que seguramente éstas son parte de la dieta Paleo.

De hecho, usted tendría que buscar la manera de limitar la cantidad de frutos secos que consume, ya que en realidad no le ayudarán a perder peso, así que si usted las está consumiendo como aperitivo, entonces asegúrese siempre de que sean porciones pequeñas en lugar de una gran bolsa, porque de lo contrario deshará el trabajo duro que ya ha puesto en perder algo de peso.

Por último, la gente cree que tiene que comer menos para bajar de peso con esta dieta, porque creen que la idea es que en la era Paleolítica la comida era escasa, lo que lleva a los atracones en lugar de comidas controladas sobre una base regular.

Esta es la manera incorrecta de hacer las cosas porque hay que comer pequeñas comidas en forma regular y usted debe asegurarse de que está obteniendo las grasas y proteínas suficientes para darle a su cuerpo el combustible que necesita para ponerse a trabajar. Comer de forma descontrolada y en exceso durante su dieta sólo dará lugar a que su metabolismo se vuelva loco y el perder peso llegará a ser algo extremadamente difícil, por lo tanto, las comidas pequeñas sobre una base regular de alimentación es sin lugar a dudas el camino a seguir.

Entonces, como hemos visto anteriormente, las personas cometen estos errores comunes mientras siguen la dieta Paleo y se puede ver que a fin de evitarlos se necesita simplemente que usted tome un poco más de cuidado, ponga más atención y entienda completamente lo que implica la dieta, incluso antes de comenzar. Al tomarse su tiempo no sólo logrará bajar de peso, sino que también estará más saludable y así disfrutará de los beneficios de la dieta, no sólo ahora, sino también en el largo plazo.

CAPÍTULO 8
Consejos para ir de compras

La compra de comida en la dieta Paleo no tiene que ser difícil. Si está con un presupuesto ajustado, entonces hay un plan simple que usted puede seguir para obtener el alimento más saludable de acuerdo a su dinero. En primer lugar, debe dar prioridad a las proteínas animales y luego pasar a las verduras seguido de frutas y por último las grasas.

La proteína animal es donde usted quiere gastar la mayor parte de su presupuesto. Siempre compre carne orgánica de animales alimentados con pasto o carne pasteurizada. Compre productos frescos y compre lo que hay disponible. Si usted no puede encontrar cordero orgánico alimentado con pasto pero sí encuentra carne orgánica, entonces le conviene comprar la carne de vacuno y cambiar su receta para la cena de esa noche. Si consigue pollo orgánico en especial, puede también comprar en mucha cantidad y comer pollo durante toda la semana, o congelar algunos de ellos.

Si su presupuesto es demasiado ajustado para proporcionar la mejor calidad, por lo menos trate de cumplir consumiendo carne de rumiantes (vacuno, cordero, ciervo, cabra, búfalo, etc.) Estos animales se alimentan de su dieta natural al menos una parte de sus vidas. Su carne también tiene una mejor proporción de Omega-6 y Omega-3 en comparación con las carnes de cerdo o pollo.

Lo mejor es comprar los cortes que sean más magros y eliminar la grasa que haya en ellos. Muchas de las cosas no saludables como las toxinas ambientales, hormonas y antibióticos residen en la grasa, por lo que debe ser recortada o drenada antes de su consumo. Siempre que coma pollo no orgánico que sea sin la piel por las mismas razones. Lo mejor es evitar la carne de cerdo por completo si usted no puede comprar productos orgánicos.

La siguiente fuente de proteínas de origen animal es el pescado. Dado que este sólo durará un día en casa, no gaste demasiado en este tipo de carne. Compre lo necesario para una comida a menos que usted está planeando congelarlo. Los peces capturados en la naturaleza son buenos, pero caros. También puede comprar algunos tipos de pescado que son más barats los cuales son frecuentemente tan buenos como el bacalao o la vieira. Busque pescado congelado, ya que son a menudo un buen sustituto de aquel que es más caro.

La última fuente de proteína animal son los huevos. Sólo hay una regla en este caso y esa es comprar productos orgánicos. Son más caros que los huevos comunes pero aun así, siguen siendo una de las fuentes más baratas de proteínas de alta calidad.

Una vez que ya tenga la proteína de animal en su lugar, es el momento de ocuparse de las frutas y las verduras. No siempre comprar aquellas orgánicas es lo mejor. Es mejor gastar menos en frutas y verduras y gastar más en carne de mejor calidad. Un poco de pesticida en su producción es tolerable si esto significa obtener proteínas de alta calidad de la carne, el pescado y los huevos.

Como regla general, siempre compre en temporada y compre lo que está como oferta especial. Consiga las verduras antes de comprar las frutas. Usted puede seguir la dieta sin frutas si es necesario pero no así con los vegetales, ya que sí es muy necesario que coma sus verduras. Compre verduras de hoja verde oscura, ya que son más ricas en nutrientes. Manténgase alejado de las verduras como la lechuga, el apio y el pepino, ya que no tienen mucha nutrición. Para ahorrar dinero también se pueden comprar verduras congeladas.

La siguiente parada son las grasas. La grasa sugerida o permitida por la dieta puede ser costosa, así que no se vuelva loco en cosas como nueces y semillas. Los productos de coco son buena fuente de grasas, ya que constituyen fuente de grasas de bajo costo, especialmente la leche de coco. Además, los aguacates son una buena fuente de grasa y están disponibles todo el año. Las aceitunas conservadas en sal y agua también son una buena opción. Estos son los alimentos básicos de las grasas, así que le sugiero que vaya por ellos primero. Si usted todavía tiene un poco de espacio en su presupuesto, puede comprar nueces y semillas al último.

Cuando el presupuesto se lo permita, puede comprar artículos de mayor precio, como por ejemplo el aceite extra virgen de oliva prensado en frío, el aceite de coco sin refinar y la mantequilla de pastoreo orgánica. Estas son todas buenas fuentes de grasa y pueden durar meses.

La última cosa que usted puede querer considerar es hacer acopio de hierbas y especias. Pueden ser caras, sin embargo, añadiendo de a poco a su estante de especias cada semana le ayudará a comer pollo cinco noches a la semana de forma mucho más sabrosa

CONCLUSIÓN:
Empiece hoy a cambiar su forma de alimentarse

Al concluir este libro hay que recordar que la dieta Paleo es un plan de consumo diseñado para replicar los hábitos nutricionales de los humanos del pasado, nuestros antepasados, que eran cazadores-recolectores.

Esta dieta se basa en el principio de que los seres humanos podían conseguir mejor salud y lograr el peso óptimo evitando las dietas ricas en hidratos de carbono y azúcar para en su lugar comer una gran cantidad de carnes magras, pescado, frutas y verduras. A continuación se presentan seis consejos para ayudarle a empezar la dieta Paleo hoy mismo:

1. Conciencia

Usted obtiene una idea bastante clara acerca de todo lo que la dieta Paleo es a través de la investigación en el Internet, libros, revistas o al unirse a grupos de Paleo en los diferentes sitios de redes sociales. Debe saber también cuáles son aquellos alimentos que la dieta Paleo evita o prohíbe.

Los defensores de la dieta Paleo creen que existe una relación directa entre el aumento de la ingesta diaria de carbohidratos y azúcar con el aumento de la prevalencia de algunas enfermedades crónicas, como la obesidad, la diabetes, como así también las enfermedades del corazón. Estos defensores recomiendan seguir una dieta como la de nuestros antepasados cazadores-recolectores en la que alimentos como el azúcar, el pan, las pasta, los cereales, los productos lácteos, las grasas trans y las grasas en carnes no estaban disponibles como la única manera de lograr una mejor salud.

Por otra parte los defensores de esta dieta nos recomiendan mantenernos lejos de aquellas verduras que contienen almidón como el maíz y las patatas, las legumbres, el maní, los frijoles, y todo tipo de zumos de frutas y refrescos gaseosos.

2. Identificar los mejores alimentos de la dieta paleo

Una dieta Paleo es rica en proteína, un nutriente que

aumenta la saciedad y aumenta más la pérdida de peso en comparación con los hidratos de carbono procesados. Los mejores alimentos Paleo a ser incorporados en la dieta incluyen el pollo, el pescado, los mariscos, los aguacates, los huevos, los nueces, las bayas, los nabos y las zanahorias.

3. Incluya la dieta Paleo en su plan diario de nutrición

Organice cómo va a incluir esta alimentación en su plan diario. Los alimentos ricos en carbohidratos y alimentos como cereales integrales son de fácil acceso en la comida rápida, cafeterías y máquinas expendedoras, sin embargo, los alimentos de la dieta paleo son a veces más difíciles de conseguir. Menos alimentos Paleo se guardan en una despensa. Entre en su despensa y retire todos los alimentos procesados que se mantienen allí tales como arroz, frijoles, pan, azúcar, cereales, pasta, dulces, sodas, mezclas para pasteles y papas fritas. Done productos no abiertos y utilizables de su despensa o bien deseche, también puede optar por alimentarse de ellos durante varios días para eliminarlos. Un comienzo efectivo de la dieta Paleo implica la programación de los alimentos que usted va a tomar para el desayuno, el almuerzo y la cena. De esta manera, usted no va a ser propenso a consumir alimentos procesados cada vez que sienta hambre porque estará bien aprovisionado.

4. Prepárese para los efectos radicales cuando reduzca la ingesta de carbohidratos

Las personas que seguían una dieta rica en hidratos de carbono pueden experimentar una serie de consecuencias al comenzar una dieta Paleo. Esta puede dar lugar a mareos, dolores de cabeza, cansancio y estreñimiento. Sentirá algunos de estos síntomas pues su cuerpo le está pidiendo aquellas toxinas que estaba acostumbrado a consumir. A medida que se deshace de ellas, estos síntomas irán desapareciendo. Además, una dieta Paleo podría estimular la cetosis, una condición que conduce a la rápida descomposición de la grasa corporal. Esto puede ser especialmente peligroso para las mujeres embarazadas y las personas que sufren de diabetes.

5. Transición gradual

Poco a poco debe ir esquivando y huyendo de sus patrones de consumo de alimentos procesados y sustituirlos por alimentos de la dieta Paleo. Usted puede tomarse hasta un mes. Una mejor manera de llevar esto a cabo es evitando la compra de alimentos procesados cada vez que vaya al supermercado.

6. Desintoxicación

Una buena manera de empezar una dieta Paleo es la desintoxicación de su cuerpo primero. Usted puede simplemente limpiar su cuerpo tomando sólo agua junto con jugo de limón, pimienta de Cayena y jarabe de arce por un período de entre 1-7 días.

A continuación veremos más en detalle cómo aplicar todos los beneficios de esta poderosísima dieta a tu vida personal.

APÉNDICE
Dieta Paleo: Tu Plan de Acción Personalizado

Repasemos brevemente lo que acabamos de ver a lo largo de los capítulos anteriores: Hace aproximadamente 2,5 millones de años el hombre primitivo cazaba y se alimentaba de mariscos, carnes, verduras, frutas, nueces, raíces y semillas. Este período de tiempo previo al desarrollo de la agricultura se conoce como la era paleolítica. La dieta Paleo es también conocida como la dieta de la Edad de Piedra, la dieta de los cazadores y la dieta cavernícola. En realidad poco importa cómo llamemos a nuestros antepasados, algunas cosas no han cambiado con el paso del tiempo. El sistema digestivo del hombre ha evolucionado muy poco en los 10.000 años desde que la agricultura moderna cambió nuestra dieta. Básicamente la dieta Paleo es una dieta moderna con un enfoque en la nutrición que imita la dieta del hombre primitivo para obtener así una salud óptima.

Nuestras mentes son modernas, pero nuestros cuerpos y cerebros todavía necesitan la misma comida. Como vimos anteriormente, el gastroenterólogo Walter L. Voegtlin fue el primero que popularizó la dieta Paleo en la década de 1970. En su libro "La Dieta de la Edad de Piedra", sostuvo que los seres humanos son esencialmente carnívoros, y que necesitan principalmente grasas, proteínas y una pequeña cantidad de hidratos de carbono para un rendimiento óptimo.

Durante los últimos 30 años la obesidad ha ido en aumento no sólo en los Estados Unidos sino también en muchos de los países más desarrollados. Nuestras dietas modernas están cargadas de conservantes, azúcares procesados, colorantes y alimentos fritos. Esta crisis en nuestra salud nos ha llevado el día de hoy a un renovado interés en el enfoque probado de Voegtlin para una vida saludable.

Beneficios de la Dieta Paleo

Las ventajas de la dieta Paleo se han investigado y comprobado en numerosas revistas académicas. Es increíble cómo cambia nuestra calidad de vida cuando reemplazamos los alimentos "modernos" por los que se comían originalmente hace millones de años. Quiero compartir contigo algunos de los beneficios más sobresalientes de esta dieta:

Perder grasa

Aunque la dieta Paleo no está diseñada como un plan para perder peso los que la hacen ven resultados asombrosos a la hora de bajar de peso. Este fenómeno se da porque los alimentos que componen la dieta Paleo son lo que llamamos alimentos quemadores de grasa. De hecho, la dieta Paleo le permite comer grandes cantidades de deliciosa comida, mientras que restringe las calorías. El resultado es un cuerpo totalmente en forma y funcionando en óptimas condiciones.

Combate la enfermedad

Está demostrado que la dieta Paleo ayuda a prevenir la diabetes, ayuda a evitar el Parkinson, el cáncer, las enfermedades del corazón y los accidentes cerebro-vasculares.

Mejora la digestión

Muchos problemas digestivos, tales como el síndrome del intestino irritable, la enfermedad de Crohn, la acidez y la indigestión se pueden evitar al comer de acuerdo a la dieta Paleo

Combate el acné

No solamente conseguirá mejorar su salud en lo que no se va, esto es, su aparato digestivo, sino que también mejorará por fuera y todos lo podrán notar, ya que alimentarse de acuerdo a esta dieta significa evitar los alimentos que causan el acné. Cuando el sebo es producido en exceso por el cuerpo esto hace que se obstruyan las glándulas sebáceas, estas se agrandan y forman las espinillas. Los alimentos en la dieta Paleo no provocan los picos de insulina que provoca un aumento de sebo. Como resultado, se puede esperar una piel más suave, más atractiva y mucho más saludable.

Sentirse bien

La dieta Paleo no sólo ayuda a la gente a sentirse más saludable y lucir mucho más joven, sino que también le hace sentirse mejor. Las toxinas y conservantes de los alimentos procesados de nuestra época sólo hacen que uno se canse más rápido y que se sienta cansado todo el día. La única manera de recuperar la energía y el entusiasmo del día a día es experimentar esta dieta.

Otros beneficios importantes para la salud cuando llevamos este estilo de vida paleolítico son que tus niveles de azúcar se estabilizan, hay una reducción de alergias, obtienes una piel sana, dientes más saludables y además mejora los patrones del sueño.

Fundamentos de la dieta

Pasemos entonces a ver algunos de los aspectos fundamentales que tenemos que tener en cuenta. La gente asume que la dieta Paleo se compone de pasos demasiado complicados y difíciles de seguir. En realidad, es bastante simple.

Coma alimentos reales. ¿Qué quiero decir con esto? Muy sencillo: Para tener una guía acertada sobre los porcentajes, yo le diría que 56-65% de sus calorías deben provenir de animales y 36-45% de los alimentos que consuma deben ser de origen vegetal. Mantenga alto el consumo de proteínas, yo diría que alrededor del 19-35%, los carbohidratos en 22-40% y la grasa en el 28-58%.

He aquí un gráfico que puede ayudarle:

	Grams	Calories	%-Cals
Calorías		1,684	
Grasas	83.7	730	43 %
Saturated	18.9	165	10 %
Polyunsaturated	13.7	119	7 %
Monounsaturated	38.5	333	20 %
Carbohidratos	106.9	397	23 %
Dietary Fiber	36.6		
Proteínas	141.9	571	34 %
Alcohol	0.0	0	0 %

Grasas (43%) Carbs (23%)
Protein (34%) Alcohol (0%)

No se asuste con estos porcentajes. Por supuesto que cuando nos sentamos a comer no andamos con números, sin embargo, sí es necesario tenerlos en cuenta si vamos a hacer esta dieta correctamente. Alguien dijo una vez: "Si no se hacen planes para triunfar, ya se hicieron planes para fracasar".

Lo que quiero decir es que si desea que esta dieta le dé resultado tiene que planear de antemano lo que va a consumir. Si usted hace un plan para toda la semana, entonces ahí sí que necesitará estos porcentajes, pues le serán útiles a la hora de comprar los alimentos y ver si está o no siguiendo estos porcentajes.

Qué comer

En una dieta Paleo el comer se trata más acerca de la experimentación que de las limitaciones. La madre naturaleza ofrece una gran variedad de comidas deliciosas y placenteras para explorar. En lugar de conformarse con un alimento procesado como puede ser una caja de macarrones y queso, disfrute de una comida que estimule las papilas gustativas y aumente su nivel de energía. He aquí una pequeña lista de los muchos alimentos que puede incorporar en su dieta. Hemos preparado la misma de dos formas, como una lista y luego como un cuadro a fin de ayudarle con la que usted prefiera:

Proteínas

Carnes: Carne de res/vaca, Ternera, Cerdo, Cordero, Cabra, Conejo, Oveja, Jabalí, Bisonte

Caza: Faisán, Ciervo, Pato, Pavo salvaje, Conejo, Alce, Scolopax, Ciervo canadiense

Aves de Corral: Ganso, Pollo, Pavo, Codorniz, Pato

Pescados: Atún, Salmón, Trucha, Hipogloso, Lenguado, Sábalo, Eglefino, Rodaballo, Bacalao, Tilapia, Walleye, Platija, Grouper, Caballa, Arenque, Anchoa

Mariscos: Langosta, Camarón, Vieiras, Cangrejo, Almejas, Mejillones, Ostras

Huevos: Huevos de gallina, Huevos de ganso, Huevos de pato, Huevos de codorniz

Proteínas (cuadro)

Carnes	Caza	Aves de Corral	Pescados	Mariscos	Huevos
Carne de res/vaca	Faisán	Ganso	Atún	Langosta	Huevos de gallina
Ternera	Ciervo	Pollo	Salmón	Camarón	Huevos de ganso
Cerdo	Pato	Pavo	Trucha	Vieiras	Huevos de pato
Cordero	Pavo salvaje	Codorniz	Hipogloso	Cangrejo	Huevos de codorniz
Cabra	Conejo	Pato	Lenguado	Almejas	
Conejo	Alce		Sábalo	Mejillones	
Oveja	Scolopax		Eglefino	Ostras	
Jabalí	Ciervo canadiense		Rodaballo		
Bisonte			Bacalao		
			Tilapia		
			Walleye		
			Platija		
			Grouper		
			Caballa		
			Arenque		
			Anchoa		

Vegetales

Estándares: Coliflor, Brócoli, Apio, Pimientos, Cebolla, Puerros, Cebolla de verdeo, Berenjena, Col de Bruselas, Alcachofas, Espárragos, Pepino, Col, Okra, Aguacates

Hoja Verde: Berza, Lechuga, Espinaca, Berro, Remolacha, Diente de León, Acelga, Hojas de mostaza, Col rizada, Nabo, Algas, Endibia, Rúcula

Calabacines: Calabacín, Spaghetti, Bellota, Calabaza, Zucchini, Yellow Summer, Ranunculus, Crookneck

Raíces: Nabos, Zanahorias, Beets, Parsnips, Alcachofa, Rutabaga, Camote, Rábano, Batata, Yuca

Hongos: Ostra, Champiñon común, Portabella, Chanterelle, Porcini, Shiitake, Crimini, Morel

Proteínas (cuadro)

Estándares	Hoja Verde	Calabacines	Raíces	Hongos
Coliflor	Berza	Calabacín	Nabos	Ostra
Brócoli	Lechuga	Spaghetti	Zanahorias	Champiñon común
Apio	Espinaca	Bellota	Beets	Portabella
Pimientos	Berro	Calabaza	Parsnips	Chanterelle
Cebolla	Remolacha	Zucchini	Alcachofa	Porcini
Puerros	Diente de León	Yellow Summer	Rutabaga	Shiitake
Cebolla de verdeo	Acelga	Ranunculus	Camote	Crimini
Berenjena	Hojas de mostaza	Crookneck	Rábano	Morel
Col de Bruselas	Col rizada		Batata	
Alcachofas	Nabo		Yuca	
Espárragos	Algas			
Pepino	Endibia			
Col	Rúcala			
Okra				
Aguacates				

Otros

Grasas: Aceite de Oliva, Aguacate, Aceite de Coco, Mantequilla clarificada, Manteca, Sebo, Grasa de ternera, Grasa de pato, Coco, Aceite de Nuez, Mantequilla de nuez, Grasa de cordero

Nueces y Semillas: Nueces de Brazil, Pistachos,

Semillas de girasol, Semillas de calabaza, Semillas de sésamo, Pacanas, Nueces, Nueces de Macadamia, Piñones, Castañas, Anacardos, Avellanas, Almendras

Potenciadores de Sabor: Pimienta roja, Chiles, Jengibre, Cebollas, Ajo, Pimienta negra, Pimientos picantes , Anís estrellado ,Semillas de Mostaza , Semillas de hinojo ,Comino ,Cúrcuma , Canela, Paprika, Nuez moscada, Clavo de olor, Vainilla

Hierbas frescas y secas: Perejil, Tomillo, Lavanda, Menta, Romero, Cebollino, Estragón, Orégano, Eneldo, Bay Leaves, Salvia, Cilantro

Otros (cuadro)

Grasas	Frutas	Nueces y Semillas	Potenciadores de Sabor	Hierbas frescas y secas
Aceite de Oliva	Manzanas	Nueces de Brazil	Pimienta roja	Perejil
Aguacate	Naranjas	Pistachos	Chiles	Tomillo
Aceite de Coco	Bananas	Semillas de girasol	Jengibre	Lavanda
Mantequilla clarificada	Frutillas	Semillas de calabaza	Cebollas	Menta
Manteca	Arándano	Semillas de sésamo	Ajo	Romero
Sebo	Pomelo	Pacanas	Pimienta negra	Cebollino
Grasa de ternera	Duraznos	Nueces	Pimientos picantes	Estragón
Grasa de pato	Peras	Nueces de Macadamia	Anís estrellado	Orégano
Coco	Nectarinas	Piñones	Semillas de Mostaza	Eneldo
Aceite de Nuez	Ciruelas	Castañas	Semillas de hinojo	Bay Leaves
Mantequilla de nuez	Granadas	Anacardos	Comino	Salvia
Grasa de cordero	Piña	Avellanas	Cúrcuma	Cilantro
	Uvas	Almendras	Canela	
	Papaya		Paprika	
	Cantalupo		Nuez moscada	
	Kiwi		Clavo de olor	
	Lychee		Vainilla	

Alimentos para eliminar de la dieta

Los principales alimentos que se deben descartar de la dieta Paleo son todas aquellas comidas procesadas las cuales son la mayor fuente de toxicidad y desnutrición. Los alimentos procesados son los elementos más fáciles de comer en estos días, y lamentablemente los consumimos demasiado todo el tiempo.

Los granos que forman la base del pan de sándwich, los cereales y las pastas no tienen lugar en la dieta de Paleo. Además, las grasas procesadas y aceites de semillas vegetales también son contraproducentes para nuestra salud. Las legumbres, especialmente la soja, y todos los aceites de semillas vegetales deben ser suprimidos de su dieta.

En un buen plan para una dieta Paleo exitosa y saludable no hay azúcares refinados, existen pocos lácteos y no hay ningún tipo de alimentos procesados.

Consejos para el estilo de vida Paleo

Desafortunadamente y como vimos anteriormente, los alimentos más baratos y los más rápidos de conseguir disponibles en la actualidad suelen ser los menos nutritivos. Nuestros estilos de vida acelerados tienen a nuestros niños criados con una dieta de alimentos procesados y comida chatarra.

La cultura popular incluso hace que comer alimentos reales sea para muchos un concepto totalmente extraño y ajeno a la realidad de su vida diaria. Aun a sabiendas de los beneficios comprobados, algunos nunca intenta la dieta Paleo porque creen que es demasiado difícil. Vivir una vida larga, sana y plena bien vale unos pequeños cambios en nuestros hábitos alimenticios.

Aunque no es tan fácil como detenerse a comprar una hamburguesa en un "drive through", el mantener un estilo de vida Paleo es sumamente factible y realizable si sigue los consejos a continuación.

Manténgase organizado

El consejo número uno y el más importante es que debe estar organizado y preparado siempre. El mayor desafío será tener alimentos Paleo disponibles en su casa y planear sus comidas. Es mucho más probable que coma alimentos saludables si los mismos están disponibles en su hogar. Si estos alimentos no se encuentran allí pues entonces con seguridad volverá a comer alimentos perjudiciales para su salud.

Cambie la forma de comprar

Encuentre los mejores mercados de agricultores, carniceros y supermercados en su área. Antes de ir al supermercado asegúrese de escribir una lista con todos los artículos que vaya a comprar. Además, comprar el perímetro de las tiendas de comestibles para evitar los pasillos llenos de alimentos procesados. Esto puede ser difícil al principio, pero después de un mes o así que usted sabrá ya sienten la necesidad de buscar por los pasillos de azúcar.

Limpie su despensa

Busque en su alacena y deshágase de todos los cereales, pastas y alimentos procesados que están en su cocina. No se preocupe. Va a sustituir estos alimentos con alimentos frescos y saludables que le proporcionarán mucha más satisfacción.

Disfrute el trabajar en la cocina

A diferencia de una dieta basada en granos, hay muchos alimentos para comer en la dieta Paleo lo cual hace que la misma nunca llegue a ser aburrida. La mejor manera de aprovechar todo lo que la naturaleza tiene para ofrecer es aprender a cocinar. Mediante la combinación de diversos sabores, condimentos y diferentes variedades de vegetales hay un sinfín de platos sabrosos para estimular su paladar.

Vista a su comida

La mayoría de los condimentos en los estantes de las tiendas están llenos de conservantes. Sin embargo, se puede mejorar el sabor de los alimentos haciendo sus propios condimentos caseros. Kétchup, mostaza, aderezos para ensaladas y salsas se pueden hacer en casa, naturalmente y con resultados deliciosos y más saludables.

Haga ejercicio

Con sólo cambiar sus hábitos alimenticios verá que comenzará a perder peso de manera natural a medida que avanza con la dieta. Añada ejercicio a la mezcla, y usted se sorprenderá de lo rápido que se nota la diferencia. Su cuerpo se verá mejor y su estado físico se volverá mucho más tonificado. También se dará cuenta de cómo aumenta la energía en comparación a cuando comía con una dieta tradicional. Comenzará a sentirse más fuerte, con más energía, reavivado mental y físicamente más saludable.

Únase a una comunidad

Encuentre salas de chat y foros donde la gente que ya está viviendo la dieta Paleo se encuentra para debatir y compartir ideas afines. Puede también participar en un gimnasio donde la Dieta Paleo sea la principal opción de vida. Es bueno compartir ideas sobre los mejores libros Paleo, e incluso dar consejos sobre cómo mantenerse fiel a la dieta. Unirse a una comunidad en línea o en persona es muy motivante, pues uno siempre puede aprender de la experiencia de los demás.

Postres Paleo

Uno de los mayores obstáculos que muchos de mis pacientes encuentran con el plan de dieta Paleo es el tema de los postres. La mayoría de los postres tienen edulcorantes artificiales y carbohidratos con almidón que elevan drásticamente los niveles pico de insulina. La mayoría de los dulces hoy en día son muy nocivos para la salud en general. Sin embargo, con los niños, las celebraciones especiales y los cumpleaños hay veces que un dulce puede estar permitido.

Hay algunos postres Paleo muy sabrosos que pueden ayudarle a hacer la transición de lleno en este estilo de vida sin caer en malas decisiones ni sufrir luego un dolor de estómago. Si bien no es una buena idea comer postres después de cada comida, los postres Paleo pueden detener esos antojos incondicionales de aquellos días pre-Paleo, cuando no conocía esta dieta.

A continuación veremos una lista de alimentos integrales sustitutos que puede utilizar para crear deliciosos postres Paleo:

Harina de almendras

La molienda de almendras crea harina de alto valor proteico y muy nutritiva, perfecta para hacer magdalenas, pan y por supuesto, macarrones tradicionales.

Miel

Como la miel cruda puede comerse directamente del árbol, se considera un verdadero edulcorante Paleo. Aunque se trata de un alimento, la miel es altamente calórica y no eleva los niveles de insulina, por lo que debe consumirse con moderación. Aun así, la miel es el sustituto perfecto del azúcar.

Cacao

El chocolate negro de cacao sin azúcar contiene nutritivos antioxidantes y se adhiere a las normas limitadas sobre lácteos que tiene la dieta Paleo. Opte siempre por el cacao natural sobre la versión procesada holandesa que pierde sus beneficios durante el proceso.

Extracto puro de vainilla

El extracto puro de vainilla es un elemento básico en

cualquier armario de un buen panadero. Sólo asegúrese de comprar las cosas puras y no el sabor artificial y barato.

El aceite de coco

El coco es un ácido graso de cadena media, lo que significa que se transfiere directamente al hígado, donde se utiliza para producir energía en lugar de almacenarse directamente en forma de grasa. También estimula la glándula tiroides y ayuda a acelerar el metabolismo. El aceite de coco se puede usar también como endulzante para panqueques y otras recetas al horno.

La leche de coco

Un gran sustituto de los lácteos, la leche de coco contiene ácido láurico. El ácido láurico ha demostrado ser excelente para luchar contra la influenza, herpes, VIH, como así también para mejorar el sistema inmunológico. Utilice el aceite de coco para hacer helados, chocolate caliente, leche, e incluso ponche de huevo.

Nueces

Las nueces están cargadas de grasas benignas que el

cuerpo necesita. Las avellanas, las nueces, las almendras y las macadamias son salvavidas en la cocina. Utilice este tipo de nueces para hacer masa de pasteles, dulces o incluso como una mezcla simple de nueces con especias.

Frutas congeladas

Puede poner en el congelador algunas bayas para luego hacer postres más rápidamente. Úselos para hacer ricos y espumosos batidos o también helados (sorbetes). Las uvas y las cerezas congeladas tienen un sabor delicioso cuando se sacan directamente del congelador. Pruebe congelar plátanos en un palo o una vez congelados bátalos en la mezcladora: será como tomar helado de banana.

Dátiles

Los dátiles son edulcorantes naturales que no aportan su propio sabor como lo hace la miel. Contienen azúcares simples como la glucosa y la fructosa, que son fáciles de digerir y ayudan a reponer energías. Mezcle dátiles en el procesador de alimentos con ingredientes húmedos al hornear. También funcionan bien para cuando tenga que unir snacks naturales.

CONCLUSIÓN

La dieta Paleo ha demostrado que funciona exitosamente no sólo para perder peso y detener la obesidad, sino también para tener una vida más saludable y alcanzar el estado óptimo del cuerpo humano. Como lo mencioné anteriormente, si a esta dieta le añade ejercicio regular, puede alcanzar un éxito constante y duradero y llegar a tener un cuerpo sensual y más saludable, el cual puede ser la envidia de los modelos de fitness.

A pesar de la creencia popular, el estilo de vida Paleo no es restrictivo, y realmente puede abrir su vida a un nuevo mundo de experiencias culinarias. Hay una gran variedad de libros de cocina de alta calidad y sitio web que le ayudarán en el camino. Una vez que experimente la transformación usted se preguntará cómo es que ha estado tanto tiempo alimentándose de manera errónea. Saque el máximo partido de su vida y disfrute de su cuerpo en óptimas condiciones de salud con el plan de dieta Paleo.

APÉNDICE 2
Ejemplos de Dietas Paleo

A continuación veremos dos ejemplos de dietas Paleo recomendadas por dos profesionales. La primera es de la doctora Ana Becerril, quien es médico cirujano con un Máster en Cirugía Estética. Ella recomienda esta dieta especialmente para mujeres:

Desayuno		Comida		Cena	
Alimento	Cantidad	Alimento	Cantidad	Alimento	Cantidad
cereales	2 raciones	Sopa de Verduras	Libre	cereales	1 ración
Huevo	1 ración	Carne	3 raciones	Fruta	1 ración
Fruta	1 ración	Fruta	2 raciones	Verdura	Libre
Vegetales	Libre	Vegetales	Libre	Café o te	Libre
Grasa	1 ración	cereales	2 raciones	Grasa	1 ración
Café o Té	Libre	Grasa	2 raciones		

Lista de raciones y grupos de alimentos

Grupo	Alimento	Cantidad	Alimento	Cantidad	Alimento	Cantidad	
Huevo 1	Huevo entero (2 veces por semana) Claras diarias (si lo deseas)	1 pza 2 pzas			Cocidos o tibios con la porción de grasa que se le indica		
Cereales y semillas 5	Papa Arroz Cocido Tortilla de maíz Frijol Cocido Elote	1 pza. 1/2 taza 1 pza. 1/2 taza 1 pequeña	pistaches almendras nueces pepitas	15 piezas de cada una			
Carnes 3	Res Pescado Pollo o pavo sin piel puerco cordero venado	1 filete pequeño 1 filete pequeño 1 pza. mediana 1 filete pequeño	pescados salmon, trucha sardina, tilapia bacalao, lubina cangrejo, camarones langosta	1 filete pequeño o equivalente a 90 gramos	Se pueden preparar asadas, en su caldo, con jitomate o tomate, chile		
Vegetales	brocoli alcachofa apio zanahoria	libre	tomates pepinos chiles acelga	libre	coliflor cebolla espinacas lechuga	libre	
Frutas 4	Papaya Manzana Mandarina Melón	1 tza. 1 pza. 1 pza. 1 taza	Pera Piña Sandía Naranja	1 pza. 3/4 tza. 1 taza 1 pza	Toronja higos, kiwi fresas, moras, arándanos, frambuesas y uvas	1 pza. 1 pza. 10 piezas	
Grasas 4	Aceite de maíz Aceite de coco	1 cdita 1 cdita	margarina Aceite de Oliva	1 cdta.	aceite aguacate aceite vegetal	1 c 1 cdta	

La siguiente dieta ha sido confeccionada por el Dr. Aarón Carchi Llerena, asesor nutricional:

DIETA PALEO

DESAYUNO		
OPCIÓN 1	OPCIÓN 2	OPCIÓN 3
Omelet (3 huevos) 1 aguacate 1 taza de frutas picadas	1 bolón de chicharrón 2 huevos pasados 1 taza de café sin azúcar	Revoltillo de huevo (2hvos) 1 taza o unidad de fruta 1 taza de café o té sin azúcar

COLACIÓN 1		
OPCIÓN 1	OPCIÓN 2	OPCIÓN 3
1 lata de atún 3 slices de tomate	ensalada Cesar (sin los trocitos de pan y queso rallado)	1 taza de frutos secos

ALMUERZO
Pollo, carne, pescado, cerdo, mariscos(porciones satisfactorias) acompañados de ensaldas de hojas, tallos bulbos,(brócoli, apio ,cebolla, aguacate, pimiento, tomate, pepino, espárragos, coliflor, kiwi, berenjena).

COLACIÓN 2		
OPCIÓN 1	OPCIÓN 2	OPCIÓN 3
1 lata de atún con picadillo de tomate, pimiento,cebolla con una cucharada de mayonesa casera	1 taza de frutos secos	1 unidad o 1 taza de frutas picadas

MERIENDA
Pollo, carne, pescado, cerdo, mariscos(porciones satisfactorias)acompañados de ensaladas de hojas, tallos bulbos,(brócoli, apio, cebolla, aguacate, pimiento, tomate, pepino, espárragos Coliflor, kiwi, berenjena)

APÉNDICE 3
Recetas Paleo

Desayuno

Barras de Cereal

Esta simple receta casera le enseñará cómo hacer barras de cereal sin gluten, una de mis favoritas, ya que es fácil de llevar de excursión y bastante deliciosa para servir no sólo en el desayuno sino también como un postre saludable después del almuerzo o la cena. Puede reemplazar perfectamente las barras de granola o barras de energía industriales. Esta receta rinde para 16 barras.

Ingredientes

1 taza de harina de almendras blanqueadas

¼ cucharadita de sal marina celta

¼ taza de aceite de coco

2 cucharadas de miel

1 cucharada de agua

1 cucharadita de extracto de vainilla

½ taza de coco rallado sin azúcar

½ taza de semillas de calabaza

½ taza de semillas de girasol

¼ de taza de almendras blanqueadas

¼ taza de pasas

Preparación

- En un procesador de alimentos mezcle la harina de almendra y la sal
- Agregue el aceite de coco, la miel, el agua y la vainilla
- Luego agregue el coco, las semillas de calabaza, las semillas de girasol, las almendras blanqueadas y las pasas de uva
- Ponga la masa en un recipiente para hornear de aproximadamente 8 pulgadas, mojándose las manos para que no se pegue.
- Hornear a 350 ° F durante 20 minutos

- Enfríe las barras en una cacerola durante 2 horas, y luego sírvalas

Scones de Muesli

El Muesli fue inventado por el médico suizo Maximilian Bircher-Benner a principios del siglo XX y fue inspirado en la cena de un pastor cuando hizo una excursión con su esposa a los Alpes. Muesli significa literalmente "papilla de cereales de Bircher". A continuación una fácil receta para su desayuno Paleo:

Ingredientes

2 tazas de harina de almendras blanqueadas

½ cucharadita de sal marina celta

½ cucharadita de bicarbonato de sodio

¼ de taza de arándanos secos

¼ de taza de albaricoques secos, cortados en trozos de ¼ de pulgada

¼ de taza de semillas de girasol

¼ de taza de semillas de sésamo

¼ de taza de pistachos, picado

1 huevo grande (el tamaño importa mucho, ya que la masa no pegará si el huevo es mediano o pequeño)

2 cucharadas de néctar de agave o miel

Preparación

- En un tazón grande, combine la harina de almendras, la sal y el bicarbonato de sodio
- Agregue frutas secas, semillas y nueces
- En un tazón pequeño, combine el huevo y el agave
- Mezcle los ingredientes húmedos hasta que se sequen
- Utilice las manos para formar una masa
- Forme la masa en un tamaño de aproximadamente 6 ½ x 6 ½ que está a punto de ¾ pulgadas de espesor
- Corte la masa en 16 cuadrados
- Hornee a 350 ° F en una bandeja para hornear cubierta de un papel de aluminio durante 10-12 minutos
- Sírvalos

Granola

Me encanta la granola sin gluten; dulce y crujiente, que siempre satisface cuando me agarra un ataque de hambre.

Ingredientes

2 tazas de almendras

1 taza de nueces de macadamia

1 taza de semillas de calabaza

1 taza de pasas

1 cucharada de extracto de vainilla

½ cucharadita de canela

½ cucharadita de sal marina celta

Preparación

- Coloque las nueces y las semillas en un recipiente grande, cúbralos con agua y deje remojar toda la noche
- Coloque las pasas en un bol, cúbralos con (½ a 1 taza) de agua y y déjelas remojar toda la noche
- Al día siguiente coloque las pasas, junto con el agua de remojo en un procesador de alimentos y hágalos puré hasta que quede suave
- En un colador fino de malla de metal, escurrir y enjuagar los frutos secos y las semillas pero desechar el agua de remojo
- Agregar las nueces y las semillas al puré de pasas y meterlos en el procesador de alimentos hasta que estén bien mezclados y hasta obtener la consistencia de la granola. A continuación agregar la vainilla, la canela y la sal bien esparcidos
- Ponga esta mezcla en dos grandes bandejas para hornear forradas de papel aluminio

- Colocar en el horno en la posición más baja (generalmente 135 ° F) durante 24 horas
- Para una satisfacción inmediata, hornear 45 minutos en el horno a 250 ° F; Puede también agregar una llovizna de agave sobre la granola o agregar coco rallado, pasas y otras frutas secas
- Servir

Huevos verdes

Los huevos verdes son una manera colorida y divertida de tener un buen desayuno que sea abundante, sano, y natural para comenzar el día. También puede probar esta receta con huevos de gallinas y espinacas.

Ingredientes

4 huevos

4 hojas grandes de col rizada (no recortar ni eliminar los tallos)

Pizca de sal marina celta

Aceite de su elección para la sartén

Preparación

- Coloque los huevos, las hojas de col rizada y la sal en la licuadora o su procesador de alimentos preferido
- Mézclelo usando el nivel más alto hasta que esté suave
- Caliente el aceite en una sartén a fuego medio
- Vierta la mezcla en la sartén
- Permita que los huevos se cocinen un poco, luego mézclelos
- Cocine los huevos a su punto de cocción preferido
- Sírvalos inmediatamente

Sopas Paleo

Sopa de Brócoli

Esta sopa libre de gluten es tan simple que lleva sólo 5 ingredientes, Calentita y fácil de digerir, es el alimento perfecto para esos fríos días y noches de invierno. Si lo sirve con una ensalada ya tiene una cena rápida y fácil que toda la familia puede disfrutar.

Ingredientes

2 cucharadas de aceite de oliva

1 cebolla mediana, picada

1 brócoli (un par de cabezas), cortados en trozos

2 cuartos de agua

½ cucharadita de sal marina celta

Preparación

- Caliente el aceite en una olla grande y saltee la cebolla a fuego medio o lento hasta que estén suaves, unos 15 minutos
- Agregue el brócoli y saltee durante 5-10 minutos
- Agregue el agua y cocine hasta que el brócoli esté suave por unos 15 minutos
- Haga un puré de sopa caliente, mézclela en pequeños lotes en una licuadora hasta que esté suave y cremoso
- Vuelva a calentar la sopa y sírvala inmediatamente

Sopa de fideos con pollo

Esta receta es muy fácil si tiene el caldo de pollo a la mano. Siempre es muy útil tener este caldo congelado para cuando le haga falta.

Ingredientes

1 cuarto de caldo de pollo

1 tallo de apio, cortado en cubitos

1 zanahoria grande, cortado en cubitos

1 calabacín pequeño, cortado en fideos o en julianas

Preparación

- Lleve el caldo de pollo a hervir en una olla mediana, reduzca a fuego lento
- Agregue el apio y las zanahorias a la olla y cocine a fuego lento hasta que estén tiernos, alrededor de 10 a 20 minutos
- Agregar los fideos de calabacín y cocinar unos minutos más
- Servir

Ensaladas Paleo

Ensalada de Espárragos y Albahaca

Esta es una receta para degustar una deliciosa ensalada sana y natural. Sigue siendo deliciosa también sin los tomates si así lo prefiere.

Ingredientes

1 libra de espárragos, recortados y cortados a la mitad

1 taza de tomates cherry cortados a la mitad

1 aguacate maduro, cortado en cubos

1 taza de hojas de albahaca cortadas

¼ taza de aceite de oliva

2 cucharaditas de jugo de limón

2 cucharaditas de mostaza Dijon

½ cucharadita de sal marina celta

½ cucharadita de pimienta

Preparación

- Hierva los espárragos durante 5-7 minutos hasta que estén tiernos cuando los pinche con el tenedor
- Coloque los espárragos, los tomates, el aguacate y la albahaca en un tazón grande
- Añada el aceite de oliva, el jugo de limón y la mostaza
- Espolvoree con sal y pimienta
- ¡A degustar!

Ensalada de Repollo y Naranjas

Fácil de hacer, llena de sabores que sacian el paladar y un estallido de color magnífico, es el plato perfecto para cualquier mesa de invierno. Rinde cuatro porciones.

Ingredientes

½ cabeza de repollo morado

1 naranja, pelada y cortada en segmentos de ½ pulgada

1 cucharada de aceite de oliva

1 cucharada de vinagre de manzana

1 cucharada de jugo de limón

Un poco de chile en polvo

Preparación

- Cortar el repollo lo más fino posible
- Coloque el repollo en un tazón grande, agregue los gajos de naranja
- Mezclar con el aceite de oliva, el vinagre y el jugo de limón y espolvorearlos con una pizca de chile en polvo
- Servir

Ensalada de fruta simple

Esta es una receta rápida y sencilla, con 3 o 4 frutas diferentes para que realmente pueda saborear cada uno de los distintos sabores.

Para hacer su ensalada de frutas un poco más glamorosa, puede usar piña en lugar de los melocotones de la receta a continuación. También es recomendable añadir un poco de coco rallado sin azúcar si así lo prefiere

Ingredientes

3 bananas en rodajas

4 melocotones medianos o 1 piña mediana, en rodajas

1 pinta de fresas, pelados y troceados

1 pinta de arándanos

Preparación

- Combine todas las frutas en un recipiente grande
- Refrigerar por 1 o 2 horas (no más de eso pues las bananas podrían tornarse marrones)
- Servir

Cenas y almuerzos

Picata de pollo sin gluten

Esta receta de pollo Picata añade uno plato más de proteínas para la cena o almuerzo de toda su familia. Rinde de 4 a 6 porciones.

Ingredientes

2 a 4,mitades de pechugas de pollo deshuesadas y sin piel (1 ½ libras en total)

½ taza de harina de almendras blanqueadas

½ cucharadita de sal marina celta

½ cucharadita de condimentos varios

5 cucharadas de aceite de semilla de uva

5 cucharadas de aceite de oliva

¼ taza de jugo de limón

1 taza de caldo de pollo

¼ de taza de alcaparras en salmuera

¼ taza de perejil fresco picado

Preparación

- Cortar las pechugas de pollo por la mitad horizontalmente.
- Coloque las piezas de pollo entre dos hojas de papel aluminio y únalas a la sartén hasta ¼ de pulgadas de grosor
- Mezclar la harina, la sal y los condimentos varios
- Lavar los trozos de pollo en agua, y luego empápelos a fondo con la mezcla de harina, hasta que estén bien cubiertos
- Caliente el aceite de oliva y las 2 cucharadas de aceite de semilla de uva en una sartén grande a fuego medio-alto. Añadir la mitad de los trozos de pollo y dorar bien en cada lado, unos 3 minutos por cada lado
- Pase el pollo de la sartén a un plato, añadir el resto de las pechugas y cocine, a continuación, retírelos de la sartén

- Coloque el plato de pechugas de pollo en un horno caliente mientras se prepara la salsa
- Agregar el jugo de limón, el caldo de pollo y las alcaparras a la sartén y con una espátula de metal afloje los trozos dorados para incorporarlos a la salsa
- Reducir la salsa a la mitad y luego vierta las restantes 3 cucharadas de aceite de semilla de uva
- Sirva el pollo, viertar la salsa por encima y espolvoree con perejil

Chili de pavo

He aquí una receta sabrosísima. Siéntase libre de adaptar este chili a su gusto y hacer que mejore a medida que lo hace regularmente. Rinde para 4 a 6 personas.

Ingredientes

Restos de carne de pavo, blanco y / o negro

4-6 chiles poblanos asados

2 cuartos de caldo de pollo (caldo de verduras también sirve)

2 cebollas medianas, cortadas en cubitos

3 zanahorias en cubitos

2 cucharaditas de comino molido

1 cucharadita de orégano seco

1/2 cucharadita de sal marina celta

1 cucharada de polvo de arrurruz

1 cucharada de agua

1 cucharada de cilantro picado

Preparación

- En una gran olla de barro, combine el pavo, los poblanos, el caldo, las cebollas y las zanahorias
- Dejar cocer varias horas o toda la noche
- Agregue el comino, el orégano y la sal
- En un tazón pequeño, combine arrurruz y agua para hacer una pasta
- Revuelva en cazuela de barro y cocinar durante 1 hora o hasta que espese
- Adorne con cilantro

Libro de Regalo

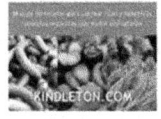 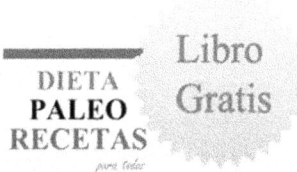 Dieta Paleo:
Recetas
Para Todos

Más de 50 recetas para cocinar ricas y nutritivas comidas orgánicas que todos disfrutarán

Seguramente necesitará muchas más recetas para que su dieta no se torne monótona y aburrida. Con la compra de este libro también lleva usted el libro de las Recetas Paleo: Más de 50 recetas recomendadas por un médico especialista en nutrición familiar en format de Libro Electrónico.

Descárguelo desde Kindleton.com - Puede ingresar al sitio y buscar Recetas Paleo o escribir este link en su navegador:

kindleton.com/cocina/dieta-paleo-recetas-para-todos.html

Esperamos que le sea útil a medida que integra la dieta Paleo en su vida cotidiana.

*****

Estimado Lector:

Nos interesan mucho sus comentarios y opiniones sobre esta obra. Por favor ayúdenos comentando sobre este libro. Puede hacerlo dejando una reseña al terminar de leer el mismo en su lector de libros electrónicos o en la tienda donde lo adquirió.

Puede también escribirnos por correo electrónico a la dirección info@editorialimagen.com.

Si desea más libros puede visitar el sitio web de Editorial Imagen en la siguiente dirección:

Editorialimagen.com

Allí podrá ver los nuevos títulos disponibles y aprovechar los descuentos y precios especiales que publicamos cada semana.

Allí mismo puede contactarnos directamente si tiene dudas, preguntas o cualquier sugerencia. ¡Esperamos saber de usted!

www.ingramcontent.com/pod-product-compliance
Ingram Content Group UK Ltd.
Pitfield, Milton Keynes, MK11 3LW, UK
UKHW022223230426
12048UKWH00016BA/1036